部下の職場復帰
～ 上司の メンタルヘルスサポート ～

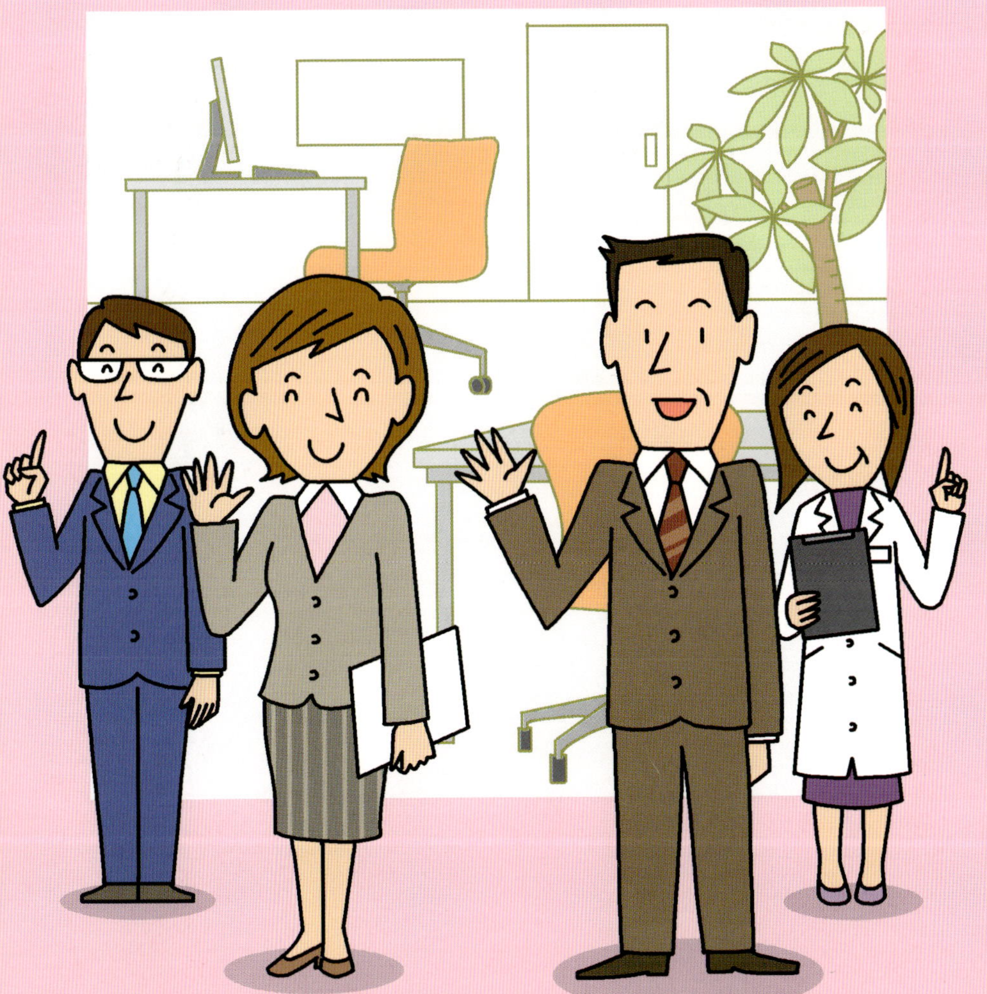

中央労働災害防止協会

《はじめにかえて》
部下の職場復帰を初めて迎えたA課長は…

　A課長の部下で、メンタルヘルス不調のため長期休業していたBさん。
　主治医から復帰可能と判断され、会社との話し合いを持った結果、休業前の職場に戻ることとなりました。おおらかなA課長の下なら復帰も順調にいくだろう、と会社側も期待していました。Bさんは「長く休んだ分、がんばらなければ」という気負いと、「こんなに休んだら、もう周囲についていけないのでは」という不安な気持ちが入り混じった中で、復帰初日を迎えます。
　一方、メンタルヘルス不調で休業した部下の復帰を初めて経験するA課長。
　Bさんの気負いに応えて元気づけようと、こんな言葉が出るかもしれません。

ケース1

A課長　「やあ、よく戻ったね。課のみんなも、早く戻ってくれるのを待ってたんだよ。顔色もいいようだし、今まで以上にがんばってもらえそうだね」
Bさん　「そうですね、やってみます…」
A課長　「なんだ、元気ないな。君は貴重な戦力なんだから、よろしく頼むよ」
Bさん　「はい…」

　あるいは、Bさんの不安を見越し、安心させようと考えて、
　こんな会話になるかも知れません。

ケース2

A課長　「戻ってくれてホッとしたよ。以前のようにはいかないだろうから、リハビリのつもりで座っていてくれればいいよ。まだ本調子じゃないんだろう?」
Bさん　「ええ、治療は続けていますし。
　　　　でも、長く休んでみんなに迷惑かけた分、がんばらないと…」
A課長　「大丈夫、君のいない間も仕事はまったく順調だったし、何も問題ないよ」
Bさん　「そうだったんですか…」

どちらもＡ課長なりにＢさんを気づかって話しかけた言葉ですが、いずれもＢさんは浮かない表情で答えています。
　この後、Ｂさんは円滑に職場に溶け込んでいくことができるでしょうか？

　実はこの二つの会話は、実際にメンタルヘルス不調から長期休業し、いったん復帰したものの、その後再発してしまったという事例を参考にしたものです。
　再発にはさまざまな要因がかかわっているでしょうが、ケース１のようにＢさんに「自分は過大な期待をされている」というプレッシャーを与えたり、またケース２のように「自分は職場に必要とされていない」と無力感を与えてしまって、好ましくない影響を与えるかもしれません。
　円滑な職場復帰のためには、産業医をはじめとする産業保健スタッフ、人事労務部門をはじめ、事業場で復帰者を取り巻く関係者が連携してサポートしていくことが大前提となりますが、復帰者と日常的に接する上司や同僚とのかかわりは、その成否に大きく影響します。
　復帰した部下に上司としてどう接すればいいか、また、復帰者を取り巻く同僚にどんなサポートをしてもらえばいいか。本書では、うつ病を想定し、部下の職場復帰を迎える上司（管理監督者）の心構えと対応について考えます。

C O N T E N T S

- ● **休業〜復帰の「ラインによるケア」** ……………………………………… 2
  - 休業開始と休業中の支援 …………………………………………… 4
  - 復帰判定への協力 …………………………………………………… 5
  - 職場復帰支援プラン作成への協力 ………………………………… 6
  - 「うつ」の回復と職場復帰 ………………………………………… 7
- ● **部下の職場復帰を迎える上司の心得** …………………………………… 8
  - 復帰後の再発リスクとフォローアップ …………………………… 8
  - フォローアップはいつまで？ ……………………………………… 11
- ● **職場の対応○×集** ………………………………………………………… 12

休業～復帰の「ラインによるケア」

職場におけるメンタルヘルスケアは「セルフケア」「ラインによるケア」「事業場内産業保健スタッフ等によるケア」「事業場外資源によるケア」の4つのケアで進めるのが基本。中でも管理監督者が行う、職場環境の把握や改善、部下からの相談への対応などが「ラインによるケア」です。

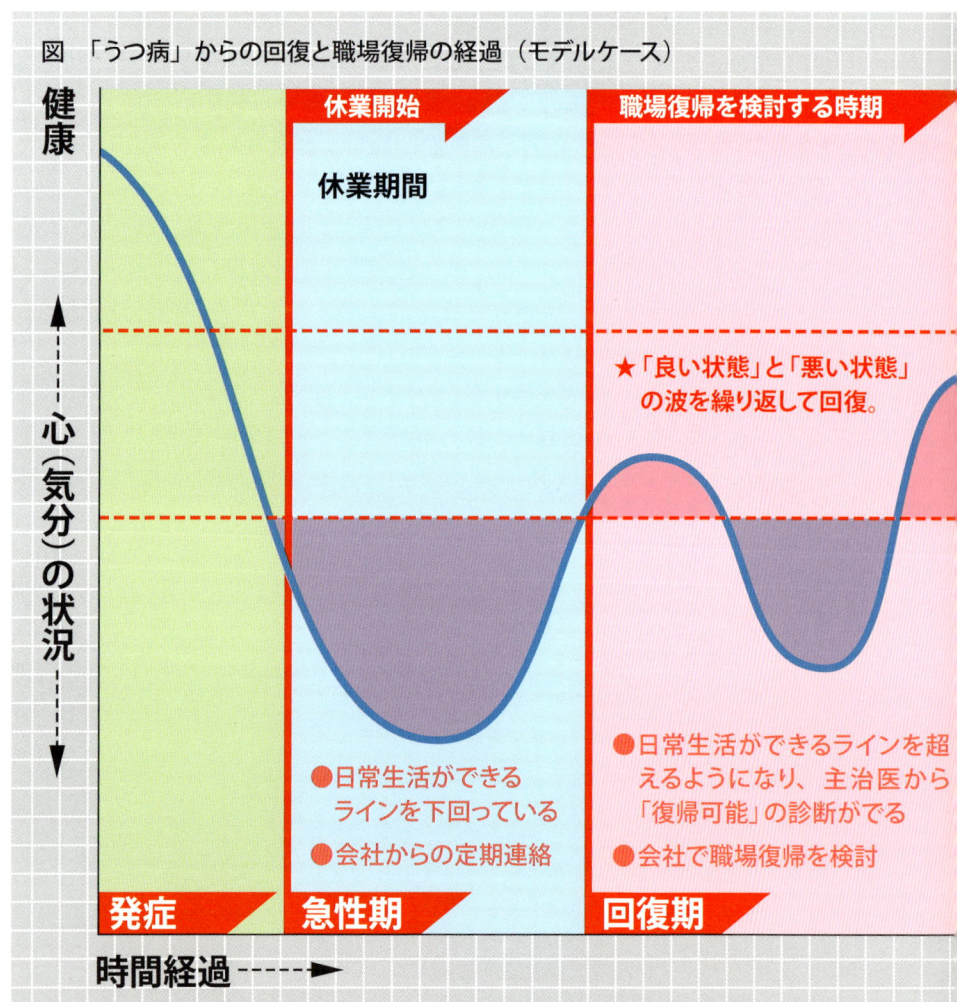

図 「うつ病」からの回復と職場復帰の経過（モデルケース）

また、メンタルヘルス不調で部下が休業に入り、そして職場復帰するプロセスでも、管理監督者は産業保健スタッフや人事労務部門と連携しながら適切に対応することが重要となります。
　P.4以降、部下の休業～復帰までの管理監督者の役割を紹介します。

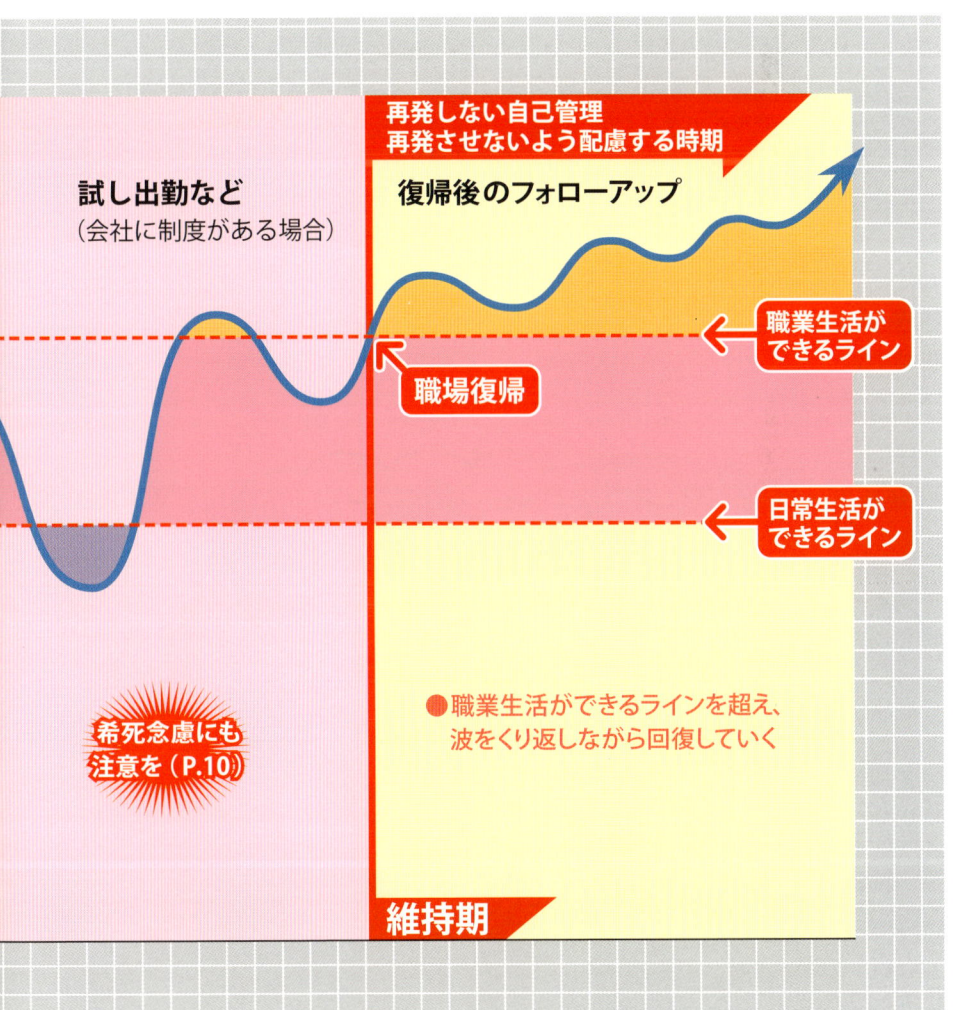

図は心の状態の回復と職場復帰のプロセスの例をモデルケースとして示したもので、すべての場合に当てはまるわけではありません。

休業開始と休業中の支援

　休業する本人は、「自分が休むことで職場に迷惑をかけてしまう」「休業中に自分の居場所がなくなるのではないか」などさまざまな不安を抱えています。部下が安心して速やかに休業に入り、治療に専念できるよう、周りの社員の理解を得て円滑な引継ぎができるように配慮しましょう。

　休業中の「自分の居場所がなくなる」といった不安や孤独感を解消するには会社からの定期的な連絡が大切ですが、連絡の仕方によっては「がんばって早く復帰しなければ」とプレッシャーを与え、回復に逆効果となる場合もあります。

　誰がいつ連絡をとるかについては、産業保健スタッフを中心に人事労務担当者、管理監督者など関係者全体で柔軟に判断し、できるだけ1人に特定します。その際は、普段の本人をよく知っている管理監督者として率直に意見を述べ、必要な協力をしましょう。

　連絡担当者になった場合、治療や日常の過ごし方などに干渉するような言葉、またプレッシャーとなるような励ましの言葉は避けます。休業中は気持ちを楽にゆっくり休み主治医の指示で治療に専念するのが基本です。

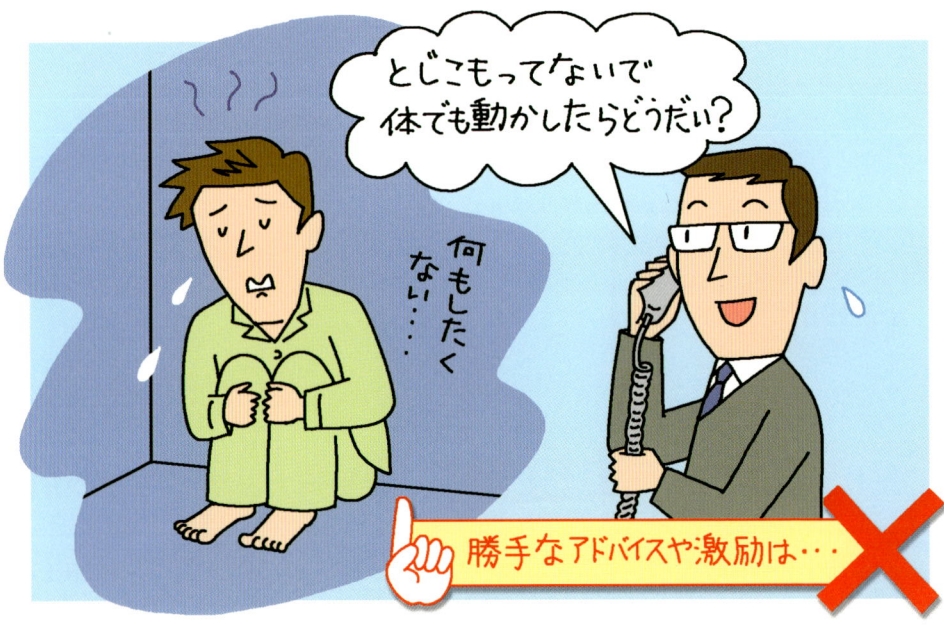

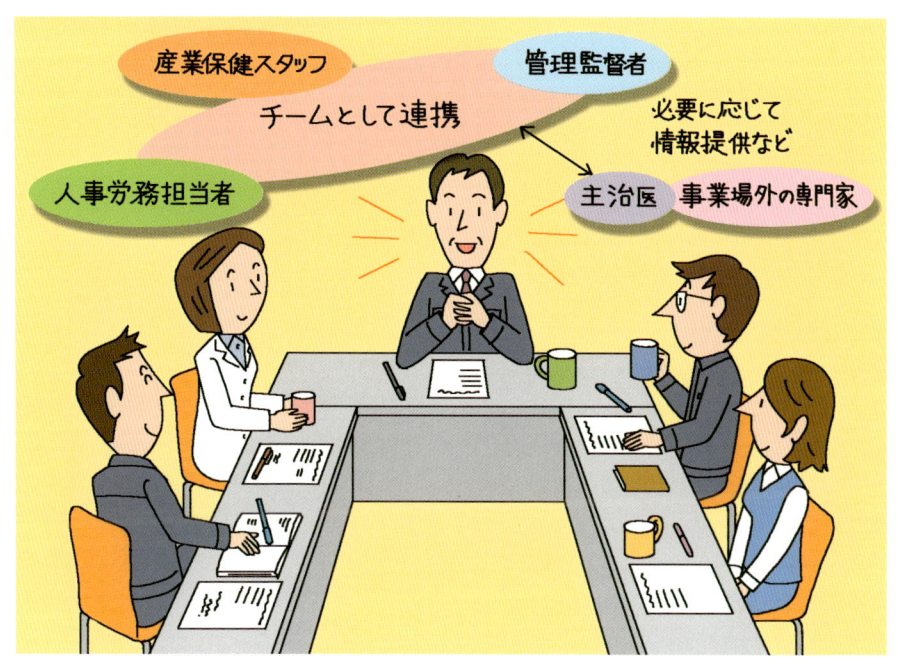

復帰判定への協力

　主治医から「復帰可能」と診断がでたら、会社として職場復帰できるかを検討します。

　メンタルヘルス不調で典型的な「うつ病」を例にとると、注意しなければならないのは、主治医の「復帰可能」とは「日常生活に支障がないレベルまで病状が回復した」ということです。業務の遂行が可能かどうかは、業務の内容や量を把握している会社側でなければ判断できません。

　産業保健スタッフを中心に、必要に応じて主治医や家族の協力も得ながら、人事労務担当者、管理監督者など関係者が連携して進めていきます。

　職場環境の変化は本人に負担となるため、復帰時は「元の職場へ戻す」のが原則です。復帰判定の場面では、復帰者と、その職場の両方を熟知した管理監督者の立場から意見を述べ、必要な協力をしましょう。

　また通常、治療の内容や経過などの情報は本人と主治医しか知りえませんが、本人・主治医に職場関係者を交えた面談が行われることもあります。円滑な職場復帰のための重要な機会となりますので、立ち会いを求められた場合は積極的に協力しましょう。

職場復帰支援プラン作成への協力

復帰可能と判断されたら、人事労務担当者などを中心として「職場復帰支援プラン」[*1]が作成されます。プラン作成に当たっては、産業医の医学的な意見をふまえ、人事上の配慮、管理監督者が行う業務上の配慮も検討されます。

人事上の配慮とは配置転換や試し出勤制度[*2]適用の検討などで、業務上の配慮とは、具体的には担当する業務の内容や量の検討、業務に関する上司からのフォローの仕方、就業制限などです。職場の人間関係や業務への適性の問題が不調の原因であるなら、職場環境の改善や配置転換も検討する必要があり、そのためには休業前の本人の様子を知っている管理監督者の持つ情報が不可欠です。

復帰者を受け入れる職場では、特に復帰直後は周囲の同僚に負荷がかかることになります。職場全体での理解と協力が不可欠なため、管理監督者として職場復帰支援プラン作成に参画するときは、復帰者本人に無理がかからないように配慮することはもちろん、上司である自分や周囲の同僚がどんなことを・いつまで・どの程度フォローできるかについても率直に意見を述べることが大切です。

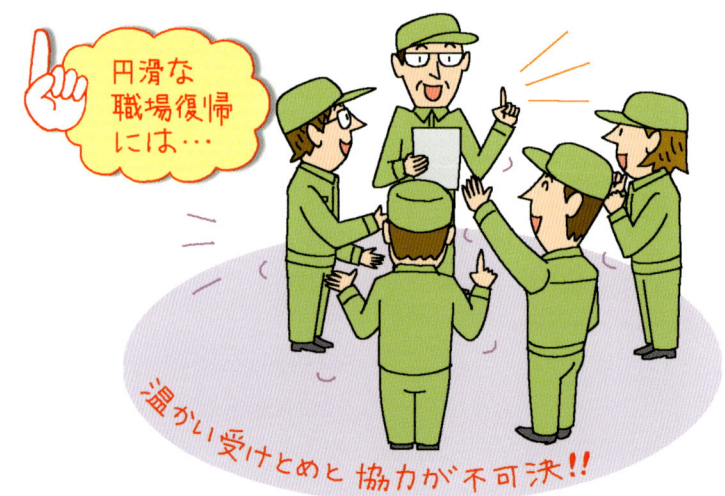

*1 「職場復帰支援プラン」 休業していた労働者が復職するにあたって、復帰日、就業上の配慮など個別具体的な支援内容を定めたもの。
*2 「試し出勤制度」 正式な職場復帰決定の前に行われる、模擬出勤（勤務時間帯をデイケア・図書館などで過ごす）、通勤訓練（職場近くまで通勤経路で移動し、職場付近で一定時間過ごしてから帰宅する）、試し出勤（本来の職場などに試験的に一定期間継続して出勤する）などの社内制度。

「うつ」の回復と職場復帰

　主治医から「復帰可能」の判定が出ても、必ずしも「完治」を意味するとは限りません。投薬やカウンセリングなど治療は継続していることも多いものです。
　P.2～3のモデルケースにあるように、うつ病が回復に向かうときは、通常「良い状態」と「悪い状態」を波のように繰り返しながら徐々に治まっていきます。
　波があることは回復の証拠ともいえますが、そのために復帰直後は職業生活の遂行が不安定なこともあります。円滑な職場復帰のためには、上司をはじめとする職場の人たちがそのことを十分に理解したうえで接することがとても大切です。
　復帰後の日々の勤務状況を確認し、健康状態の変化に気づくことも管理監督者の重要な役割です。気になることがあれば、すぐに産業保健スタッフや人事労務担当者に相談しましょう。

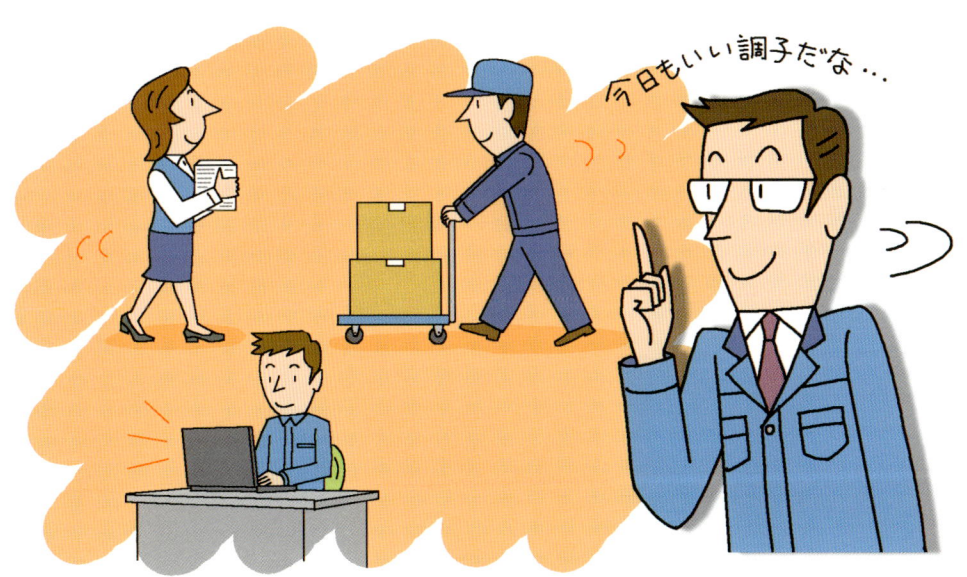

部下の職場復帰を迎える上司の心得

それでは、実際に初めて部下の職場復帰を迎える管理監督者が気をつけるべきポイントを考えてみましょう。

職場復帰の目指すところは「再発しないで、仕事ができるようになること」です。周囲のフォローアップが不十分なことにより再発するようなことがあってはいけません。

そのためにも「職場復帰支援プラン」に基づいた業務内容や業務量の変更・制限、就業時間短縮・残業等の時間管理など、段階的な就業上の配慮があることについて、受け入れる職場の人たちの理解を得ておくことが必要です。

復帰後の再発リスクとフォローアップ

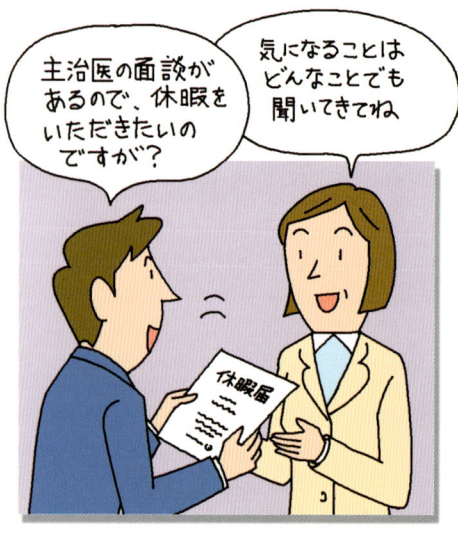

通院・服薬を支持する

復帰後も「良い状態」と「悪い状態」の波を繰り返しながら徐々に回復していきます。一時的に良くなったからといって通院や服薬を中断してしまう人がいますが、自己判断で止めるのは再発リスクを高めます。勝手な判断をすることがないよう、上司としては「通院することは良いこと」と支持して通院しやすいよう十分配慮し、薬については、「主治医とよく相談してきちんと服薬し続ける」よう勧めます。

● 職場復帰後の就業上の配慮の例として以下のようなものがあります

短時間勤務／軽作業や定型業務への従事／残業・深夜業務の禁止／出張制限／交代勤務制限／危険作業、運転業務、高所作業、窓口業務、苦情処理業務などの制限／フレックスタイム制度等の勤務制度の変更または適用／配置転換や異動についての配慮など

無理をしない（させない）

　復帰者は、以前のように働こうと焦るため実際に回復した程度を超えて働いてしまいがちです。

　しかし、休業により体力・集中力も低下しています。疲れ具合などを聞きながら、まずは無理せず"会社に通い続けられるようにする"ことが最優先であることを話し合い理解してもらいます。

　また、毎日行った仕事をメモしてもらうと良いでしょう。仕事の進捗状況を客観的に見ることは本人の自信につながり、上司も次の段階の仕事を任せる判断の目安となります。

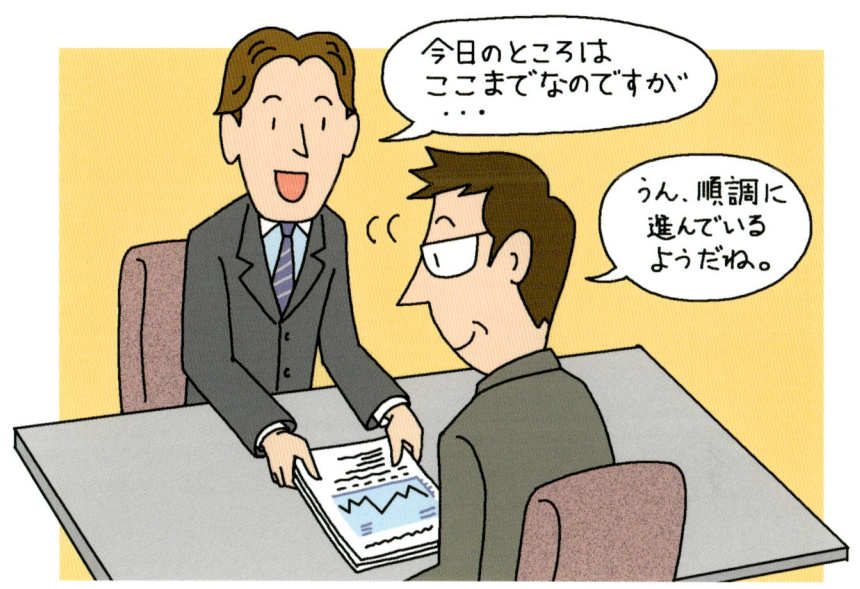

定期的な面談と日ごろの観察

　再発する原因は「職場環境の問題が休業前から改善されていない」「相談の機会がとりづらい」「焦って無理に仕事をしてしまう」などさまざまです。身近に接する上司が本人の様子を確認し、調子が悪そうだったり、がんばり過ぎていたりなど気になったときに声かけをします。本人の気づきを促し、再発につながる問題に早めに対処することができます。

　上司からの声かけは、何よりも本人の安心につながります。ひとりで抱え込まないよう、上司からコミュニケーションを取る姿勢が必要です。

　回復が遅れている場合は復帰プランの見直しの検討が必要になりますので、気づいたことがあれば人事労務担当者や産業保健スタッフに速やかに相談しましょう。

✓ セルフチェックも有効

　自分の心身の健康状況を客観的に見ることは難しいものです。

　日々の状態や生活を自分で記録することで、自分の体調（就寝・起床時間、食事時間、気分など）を客観的に観察することは有効であり、主治医や産業保健スタッフの指示でこうしたセルフチェックを行うこともあります。このような習慣をつけておくことで、心身の調子の変化に早めに気付き、対処することができます。

　管理監督者としても下の例の視点を参考に部下の様子に気をつけましょう。

セルフチェック項目の例

☐	寝つきが悪い、夜中に何度も起きてしまう、朝早く目が覚めてしまう
☐	食欲がない・食欲が急に増えた、体重が減った・体重が増えた
☐	頭重感、頭痛、めまい、微熱、吐き気、下痢や便秘が続く
☐	気持ちが落ち込む、何事にも悲観的になる
☐	何をするにもおっくう
☐	楽しみだった趣味から遠ざかっている
☐	集中力がなくなる、仕事がはかどらない、失敗やミスが多くなる
☐	何でもないことでイライラする
☐	疲れがとれない

該当項目が複数あったら無理せず一息つきましょう。

☀ 回復期は自殺のリスクあり　言動に要注意！

　「死にたい」という気持ち（希死念慮）は、うつ病の症状のひとつ。自殺しやすい危険な時期は、気分の変動が激しい「発病初期」と「回復期」にあります。特に回復期では、波の谷間の「悪い状態」のときには「やはり良くなっていない」などと落ち込んで、死にたくなる気持ちも強まりやすく、自殺のリスクが高いので、注意が必要です。

　「消えてしまいたい」「死んだら楽になる」といった、自殺を思わせる発言が現れたときは、まずはしっかり話を聞くことです。そして、人事労務担当者などを通じて主治医に連絡を取り、指示通りに対応することです。

　適切なうつ病の治療が行われれば、病気の回復とともに死にたい気持ちも消えていきます。

フォローアップはいつまで？

勤怠・就業状況を見極めて

　職場復帰後は産業保健スタッフを中心にケアしますが、おおむね3〜6カ月間程度はフォローアップが必要で、最初のうちは産業医の面談を月に1〜2度、保健職の面談を毎週行うことが望ましいとされています。十分に回復していないうちに復帰したとき、また本人が復帰を焦って無理をしたときなどは再発リスクが高く、復帰直後は特に慎重にケアすることが必要です。

　落ち着いたら2カ月に1度など面談回数を減らしますが、就業制限が不十分なために再発することもありますので、引き続き注意が必要です。大事なのは、本人の勤怠・就業状況に大きな問題がなくなるまでフォローすることです。管理監督者として、産業保健スタッフ・人事労務担当者の要請に応じて日ごろの様子を的確に把握して伝え、また業務負荷軽減などの助言を受けたときはそれに従いましょう。

　なお、心の健康問題は再燃・再発することも少なくないため、フォローアップ期間を終えた後も、再発の予防のため就業上の配慮（職場や仕事の変更等）が必要になることもあります。

上司自身も ケア が必要です！

● 職場復帰のキーパーソンとなるのは、復帰者と日々接する上司ですが、回復が順調でなかったり、復帰者を取り巻く部下に気をつかうあまり、上司自身がメンタルヘルス不調となってしまうこともあります。「セルフケア」（P.2）は、管理監督者自身にとっても大切です。復帰者の対応で心の負担を感じたときは、「上司である自分の責任」と抱え込まずに、産業保健スタッフ・人事労務担当者に相談しましょう。

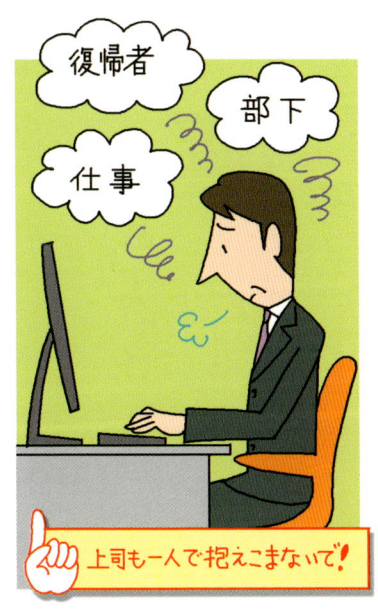

上司も一人で抱えこまないで！

職場の対応 ◯✕ 集

　メンタルヘルス不調は長期に休業することになるため、復帰する時は不安と焦りが入り混じった複雑な心境になります。また、これまで見てきたように、復帰者はかならずしも休業以前の十全な状態となっているわけではありません。
　また、復帰者を受け入れる同僚の側も、どのように接してよいか分からず、職場が緊張した雰囲気になることがあります。
　復帰者が円滑に溶け込み、安定して職業生活が送れるように支援できる職場であるためには、メンタルヘルス不調に対する正しい理解と協力が必要になります。職場の上司・同僚は復帰者にどう接するべきなのでしょうか。以下にあげる対応が適切かどうか、考えて見ましょう。

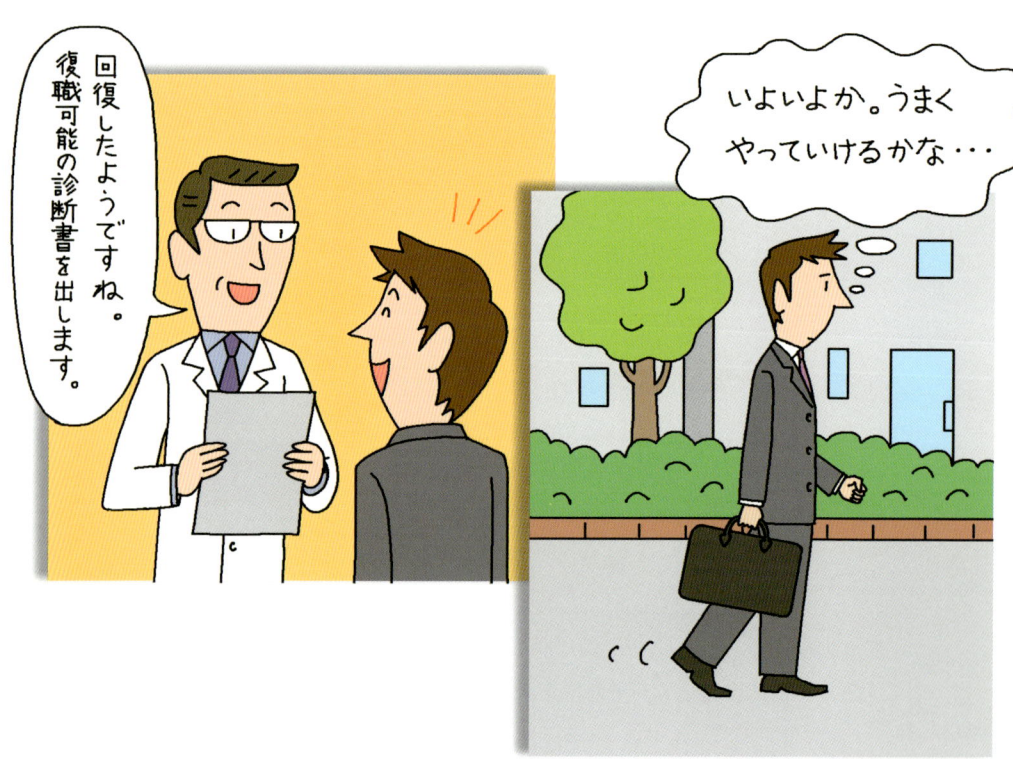

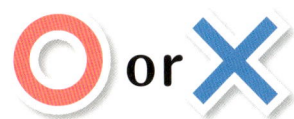

『休業期間が長いと体力も集中力も低下しているので、できるだけ仕事をさせないよう皆で気をつかう』

　長期休業後は確かに体力・集中力が低下しています。したがって、しばらくの間は残業させないなどの配慮が必要です（職場復帰支援プランの中で決定されます）。しかし、うつ病は"自分は価値がない、役に立たない"と思う病気であるため、良かれと思って過度に仕事を減らすと、かえって「職場で必要とされていない」という焦りを助長したり、自己嫌悪に陥らせたりしてしまいます。

　「仕事をさせない」のではなく「無理をさせない」ことが大切です。調子をみながらゆっくりペースをあげればよいこと、気にかかることはいつでも相談に乗ることをきちんと伝えながら、十分コミュニケーションを取りましょう。

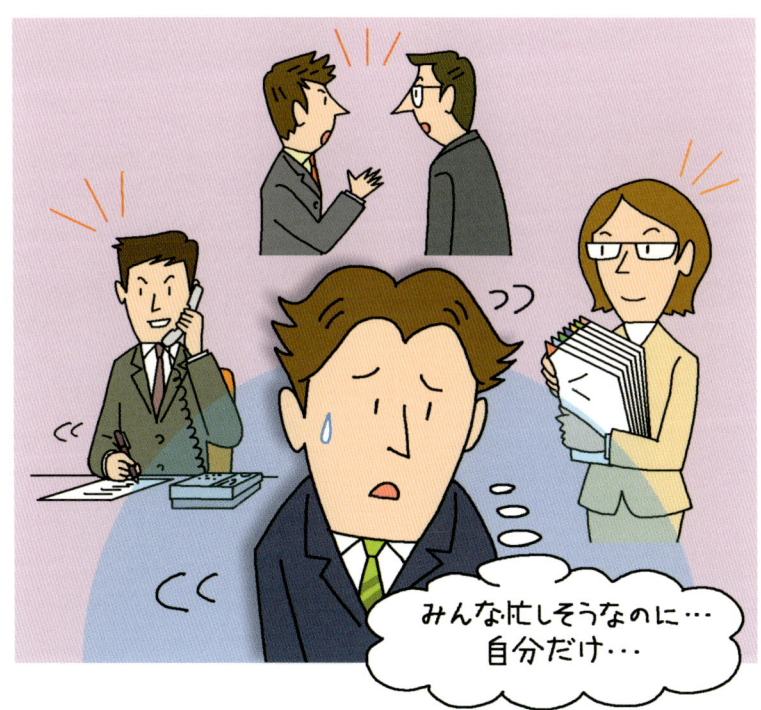

この対応は 「仕事をさせない」ことがマイナス効果を生むこともあります。

13

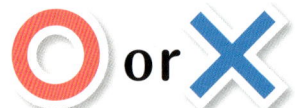 『復帰者を元気づけるため、職場の皆で歓迎会を開いた』

　受け入れる職場で、上司や同僚が良かれと思って開いた歓迎会が、逆に復帰者にストレスを与えることがあります。歓迎会は、復帰者に「自分は職場に穴を開けてしまっていた」という気兼ねを感じさせたり、「職場から過度に期待されている」とプレッシャーを与えたりと、さまざまな好ましくない影響を与える可能性があります。

　さらに、宴席では情報が過剰に入ってくるため、自分が休んでいた間の同僚の活躍などを聞くことが焦りにつながり、回復に影響することもあります。
　復帰直後はこのように不安定なことも多く、またアルコールが禁忌の薬を服用していること、アルコール依存症を伴っていることもありえますので、歓迎会に限らず宴席に誘うことは要注意です。

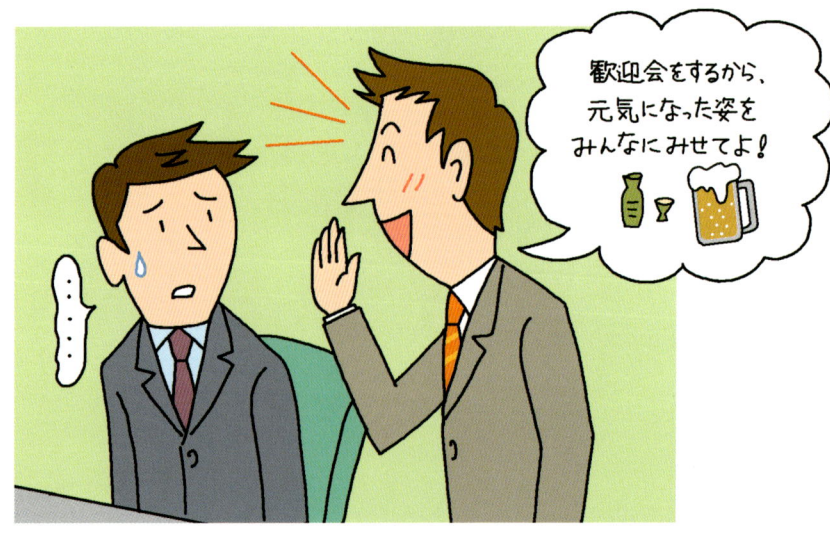

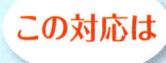 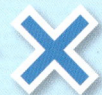 「うつ病」は孤独感の強い疾病です。歓迎会という形式ではなく、日ごろから職場の中で互いに声を掛けて気持ちを伝え合うことの方が大切な心がけです。

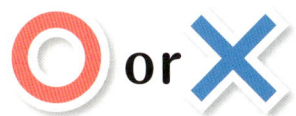『復帰者の健康状態が分からないと周囲も対応に困ると思い、「うつ病」であることを部下たちに伝えた』

うつ病は「人に知られたくない」と考える復帰者も多いものですが、一方で周囲の理解と協力なしに仕事をするのは難しいところもあります。「体調が悪い」と病名をあいまいにすることで職場の協力が得にくく、本人もつらい様子であれば、本人から了解を取った上で「このような病気なので、皆で支えてほしい」と協力を求めるのも良いでしょう。

ただし、休業した理由について本人が同僚たちに「胃腸の調子が悪い」「肝臓の具合が悪い」と身体症状で伝えているのであれば、あえて病名は言わなくても良いでしょう。

いずれにしても、産業保健スタッフ等と相談し、メンタルヘルス教育の実施状況、心の病気に対する社員の理解度などを考慮して慎重に対応します。
復帰初日には「体調がよくなったので復帰しました。よろしくお願いします」という程度にあいさつしてもらえばよいでしょう。

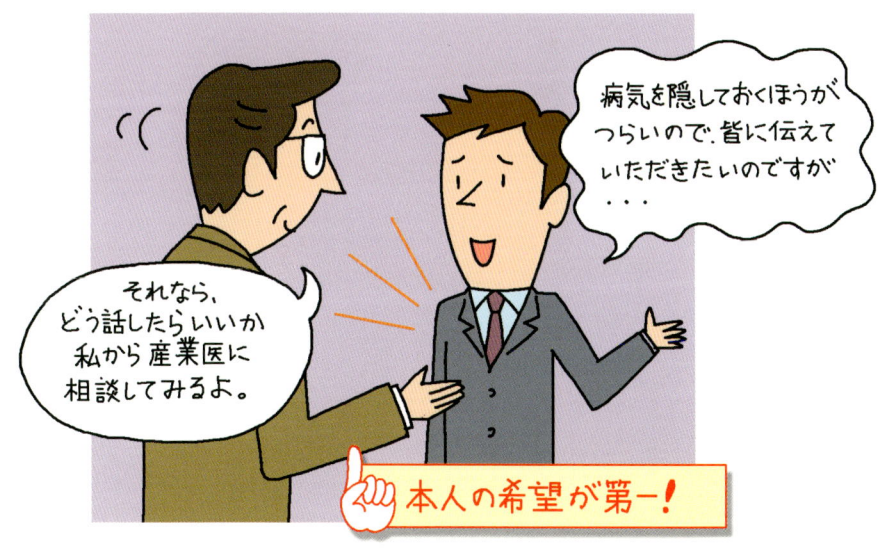

本人の希望が第一！

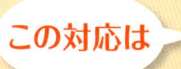  本人が病名の公表を望み、その疾病が周囲に正しく理解される状況であれば○ですが、そうでなければ×になります。上司が自分ひとりの判断で決めてよいことではありません。

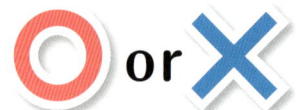 『仕事の内容は明確に、指示はできるだけ細かく出す』

復帰者に仕事を指示するとき、あまり事細かにあれこれ言うと本人の気持ちに負担をかけてしまう、と気づかい大まかな指示に留めてしまうこともあります。しかし、仕事をしてもらうときは、十分な時間と余裕を与えつつ、いつまでに・どこで・誰と・何を・何のために・どのようにするか、のように「５Ｗ１Ｈ」を明確にして伝えることが円滑に仕事を進める助けとなります。

また、周りの同僚には、仕事の負荷を少しずつ上げるよう配慮している途中であり、特別扱いではないことを伝え、理解を求めます。

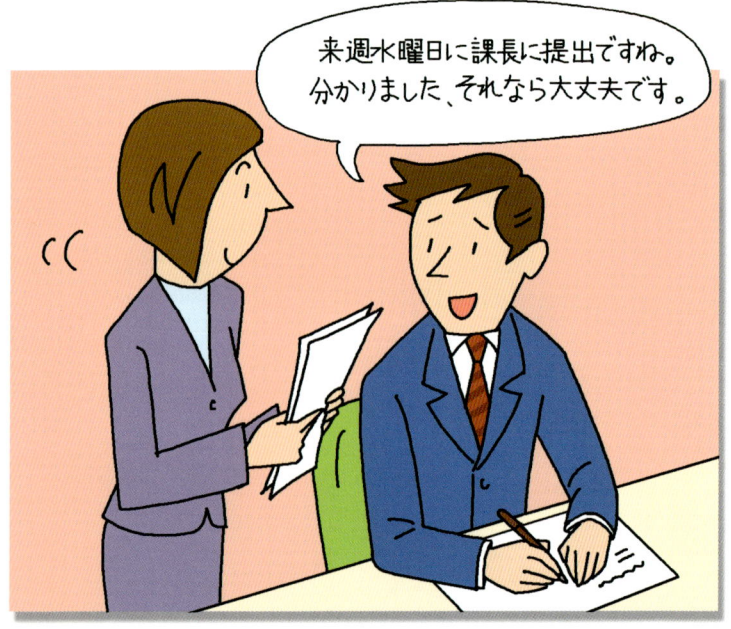

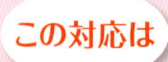 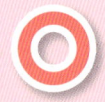 復帰直後は、考えたり判断したりすることが本人にとって大きな負担となることがあります。明確・詳細に指示することが、負荷を軽減する支援となります。

まとめ　～職場復帰した部下や同僚を持ったら～

　書でみてきたように、職場復帰を成功させるには、復帰者の回復状況だけでなく、周囲（上司・同僚）のサポートが重要になります。

　部下が職場復帰する際には、心身の健康の面については産業保健スタッフ、職場の改善が必要であれば人事労務担当者と連携し、上司としては、日頃から気を配り、声掛けをするなど、できる限りのサポートをしたいものです。そうした姿勢が本人にとっての適切なフォローにつながります。

　また、仕事上の理由でメンタルヘルス不調になったのであれば、同じ職場環境で働くほかの部下もそうなる可能性がないわけではありません。他の部下にいつもと違う様子がないかを上司として注意するのはもちろん、自分自身も不安や負担が募ったら、産業保健スタッフや外部のカウンセラーや信頼できる同僚に相談し、早めに解消しましょう。

　さて、冒頭のA課長はどう対応すべきだったのでしょうか？　自分の思い込みだけで過度に特別扱いをしてしまうと、余計なプレッシャーを与えてしまったり、自信を失わせてしまったりします。これを避けるため、産業保健スタッフ・人事労務担当者など関係者と連携をとり、本人にとって必要かつ十分な支援のあり方がどのようなものなのか、事前によく決めておくことが重要といえます。

参考情報　もっと詳しく知るには…

● 書籍「心の健康　詳説　職場復帰支援の手引き」
　　中央労働災害防止協会発行、2010「心の健康問題により休業した労働者の職場復帰支援の手引き」（厚生労働省）の解説書。人事労務スタッフや産業保健スタッフなど立場ごとの支援のポイントなどを詳解している。

● ホームページ「こころの耳」http://kokoro.mhlw.go.jp/
　　厚生労働省による、働く人のメンタルヘルス・ポータルサイト。職場復帰のガイダンスや事業場の取り組み事例なども掲載されている。

部下の職場復帰を円滑に
～上司のメンタルヘルスサポート～

平成25年10月28日　第1版第1刷発行

編者
中央労働災害防止協会

発行者
田畑和実

発行所
中央労働災害防止協会
〒108-0014　東京都港区芝5-35-1
販売／TEL：03-3452-6401
編集／TEL：03-3452-6209
ホームページ　http://www.jisha.or.jp/

印刷
㈱日本制作センター

イラスト
エダりつこ

デザイン
新島浩幸

◎乱丁、落丁はお取り替えします。©JISHA 2013　21559-0101
定価（380円＋税）
ISBN978-4-8059-1531-8　C3060　¥380E

本書の内容は著作権法によって保護されています。
本書の全部または一部を複写（コピー）、複製、転載
すること（電子媒体への加工を含む）を禁じます。